KYSTES DES DOIGTS.

DU MÊME AUTEUR

Plaies par éclatement des doigts (*Journal des Sciences médicales de Lille, Bull. gén. de Thérap. méd. et chir.*, 1881, et *Gaz. des hôp.*, 10 nov. 1881).

Plaies par usure de la main et des doigts (*Journal des Sc. méd. de Lille* et *Thérap. contemp.*, 1881).

Corps étrangers spéciaux aux ouvriers de la métallurgie (*Revue médicale de Toulouse*, nov. et déc. 1882 , *Bull. gén. de Thérapeutique* et *Journal des Sc. méd. de Lille*, 1883).

Étude sur les plaies déterminées par les peignes de filature (*Société de Médecine et de Chirurgie de Bordeaux*).

— Le même, traduit en espagnol par le Docteur F. Curòs Alcantara (*Encyclopedia medico-pharmaceùtica* de Barcelone, février 1884).

Plaie de l'avant-bras produite par une machine à percer ; fracture des deux os avec issue de l'un des fragments ; guérison (*Gaz. des hôp.*, 5 sept. 1882, et *J. des Sc. méd. de Lille*).

Étude sur les plaies des ouvriers en bois (*Comm. à la Société de Chirurgie de Paris*, 1883, et *Journal des Sciences médicales de Lille*, 1883).

— Le même , traduit en italien par le Docteur M. Venturoli (*Scienza italiana* de Bologne, janvier et février 1884).

— Le même, traduit en espagnol (*El Sentido catòlico en las ciencias medicas* de Barcelone, février et mars 1884).

Sur le pronostic des mutilations de la main (*Lecture faite à la Société de Chirurgie de Paris*, 16 janvier 1884).

Note sur les conséquences d'une plaie par peigne de filature (*Journal des Sc. méd. de Lille*).

Fracture de la colonne vertébrale ; réduction des fragments déplacés ; retour immédiat de la sensibilité et de la motilité ; guérison. (*Bull. méd. du Nord*, 1873, p. 61, et *Gaz. des hôp.* 15-17 avril 1873.)

Manœuvres de réduction appliquées à un cas de traumatisme du rachis (*Ibidem*, 22 févr. 1882. *Union méd.* 1882).

Lésions tardives après un cas de traumatisme du rachis ; luxation spontanée de la rotule en dehors ; plaie ulcéreuse spéciale sous l'ischion. (*Lecture faite à la Société de Chirurgie de Paris*, 29 nov. 1882, et *Journal des Sc. méd. de Lille*, 1883.)

Pratique chirurgicale des établissements industriels, un vol. de 500 pages, avec 150 figures. Paris et Lille, 1883-86.

Arrachements dans les établissements industriels. (*Bulletin de l'Académie royale de médecine de Belgique*, 3e série, tome XVIII, n° 4)

(En collaboration avec le Dr Bigo). Le crin de Florence et sa valeur thérapeutique (*Société de Thérapeutique de Paris*, 24 juin 1885).

Essai de cheiroplastie : tentative de restauration du pouce au moyen d'un débris de médius.

KYSTES DES DOIGTS

PAR

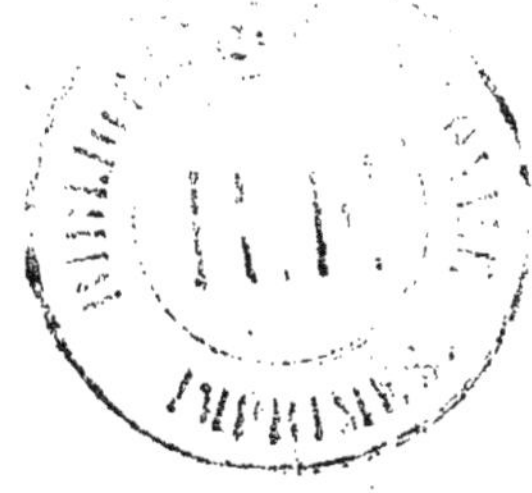

LE D^r Fr. GUERMONPREZ (de Lille),

Correspondant de la Société de Chirurgie de Paris et de l'Académie royale
de Médecine de Belgique.

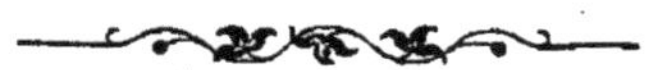

PARIS

J.-B. BAILLIÈRE et FILS

19, RUE HAUTEFEUILLE

—

1886.

N.-B. Les *kystes synoviaux*, avec ou sans grains riziformes, sont assez différents des autres Kystes des doigts, et par leur siège, et par leurs connexions, pour mériter une étude à part. Il n'en sera pas question dans ce travail.

KYSTES DERMOÏDES

Dans son savant livre sur *la Chirurgie du doigt* (Paris 1884, p. 169), M. le Dr Polaillon signa la rareté des kystes dermoïdes des doigts. Ces tumeurs seraie connues depuis une vingtaine d'années seulement. Les obs^rvations de Rizet (*Bull. méd. du Nord* 1866), Muron, (*Soc. anat.* 1868), Rizet, (*Gaz. des hôp.* 1881), M. Desprès, M. Giler (*Soc. anat.* 1881), et M. Polaillon, (*Union méd.* 1884) so les plus connues. (1)

La question est ainsi indiquée dans la thèse de M. le Dr Demay : *Etude clinique e histologique de certaines tumeurs de la main.* (Paris, 180, p. 73). Elle fait l'objet de l'excellente thèse de M. le D^r Ch.-J. Lalitte : *Des kystes dermoïdes des doigts* (Nanc 20 juillet 1885), qui n'a pas connu notre article du *Journal des Sciences médicales de Lille* (5 juillet 1885) et de l Revue *médicale française et étrangère de Paris* (11 juill 1885).

---

1) D'après M. le Dr Félix Rizet, trouverait la première description dans Velpeau (1841),—puis une étude sur le agnostic dans la *Gazette des hôpitaux*,—enfin dans la *Pathologie externe* de Néton (1859), la relation d'un fait de kyste dermoïde de l'index droit. Faute d'indiction suffisamment précise, nous avons le regret de ne pouvoir bénéficier de ces dcuments, qui, coïncidence étrange, ne figurent pas à la table des matières de Gaz. des hôp., ni dans le chapitre des tumeurs des doigts de Nélaton. M. le Docteur Lalitte suppose qu'il s'agit d'une observation recueillie par E. Nélaton avc examen histologique par M. Ch. Robin, mais ce serait, d'après M. Lalitte, un erreur de M. Rizet : Nélaton précise son diagnostic de *tumeur fibro-plastique* et l le justifie par l'étude de la pièce anato que. (V. 955-956).

C'est en quelque sorte u᷍ surprise que de rencontrer un kyste dermoïde au doigt. ᷍est une curiosité pathologique d'après MM. Poulet et Bous᷍et (III 825). La surprise devient plus grande en présence d'un᷍récidive Aussi n'est-il pas sans intérêt de reproduire les déta᷍ de l'observation suivante, déjà publiée en 1885 en collaborat᷍n avec M. le D᷍ J. Toison.

En mai 1883, le forgeron Du.., Alphonse , âgé de 21 ans, se plaint de la gêne que lui cause᷍ne nodosité située à la face palmaire de la phalange unguéale d᷍index gauche. Il ne sait à quelle cause l'attribuer : n'ayant jamais᷍ de crevasse , bouton , ni plaie, il ne se souvient, ni d'un pincem᷍, ni d'une brûlure, ni d'un corps étranger, qui ait pu servir de po᷍ de départ à ce *nodus*. Les menus incidents de ce genre, inconvénie᷍s inévitables de sa profession, lui ont toujours paru négligeables ᷍il en a ni plus ni moins que les autres et ses compagnons ne se pignent pas d'affection comparable à celle pour laquelle il demande ᷍nseil.

La tumeur, dont le début remo᷍e à quatre ou cinq mois, va toujours grossissant ; elle devient sen᷍ble à la pression et rend le travail pénible à la fin de la journée, sur᷍ut pour le maniement des lourdes masses : c'est pour ce motif que 1.·. demande un coup de bistouri ; (il ne veut pas d'autre interventio᷍

Le doigt est déformé : sa face ᷍lmaire est large et saillante, surtout saillante en son milieu, la pe᷍ est un peu sensibl᷍ au toucher ; lavée à l'aide de la brosse aux on᷍es et du savon spécial, elle présente une teinte légèrement rosée᷍ bords diffus , et n'est aucunement transparente. Il n'y a pas d'élé᷍tion importante de la température locale. Par la palpation, on reconna᷍ sans peine une tumeur sphéroïdale aplatie d'avant en arrière , ᷍mbile de haut en bas et surtout latéralement. Il n'y a pas d'adhéren᷍ au squelette, ni aux tendons ; mais la peau semble avoir quelque connexions avec la tumeur. Sa consistance est dure, très rénitente᷍sans aucune fluctuation.

L'incision demandée est faite lon᷍itudinalement sur le milieu de la face palmaire : il en sort une matiè᷍ blanche, de consistance butyreuse, grasse au toucher, et qui ne ᷍e mouille, ni par le sang, ni par l'ea᷍ : une pression assez forte est ᷍cessaire pour achever l'évacuation ᷍e ce contenu.

Six jours plus tard, la plaie était refermée ; le forgeron n'avait pas interrompu son travail.

Huit jours après, une pièce de fer vient à tomber sur ce doigt : un petit panari se développe à ce niveau ; la cicatrice est ouverte et donne issue à une petite quantité de pus au milieu duquel se trouve un kyste sphérique du volume d'une petite cerise.

En 1884, il se présente de nouveau avec les mêmes symptômes que la première fois, auxquels il convient d'ajouter un peu de chaleur et de rougeur, et même des douleurs un peu pénibles, qui gênent de plus en plus pour travailler.

La même incision est pratiquée et donne issue à la même matière blanche et butyreuse. A l'aide d'une pince à disséquer d'une part, du bec de la sonde cannelée d'autre part, on détache sans grande difficulté la paroi kystique dans sa totalité ; on arrive ainsi sur la paroi très régulière de la cavité ; elle est d'un rouge vif, finement chagrinée, d'une exquise sensibilité au contact des instruments et rappelle exactement l'aspect du derme dénudé dans les plaies par glissement. Le crayon de nitrate d'argent est rapidement promené sur toute cette surface, et un pansement par occlusion est appliqué.

Le forgeron n'interrompt point son travail ; le pansement est renouvelé de quatre en quatre jours.

La guérison est obtenue quinze jours après cette seconde incision.

EXAMEN HISTOLOGIQUE PRATIQUÉ ET RÉDIGÉ PAR M. LE DOCTEUR J. TOISON. — La tumeur a le volume et la forme d'une noisette ; elle est constituée par une *écorce* épaisse et résistante renfermant de la *matière mélicérique*.

Le *contenu* est composé uniquement de cellules cornées lamelleuses ; il n'existe ni poil, ni granulations graisseuses, ni cristaux ; mais avant d'être apportée au laboratoire, la pièce avait séjourné dans de l'alcool.

La *paroi* kystique a la structure de l'épithélium cutané. Le stratum de Malpighi résulte des couches suivantes : la plus externe absolument périphérique est d'éléments légèrement cylindriques, presque cuboïdes, disposés fort régulièrement et pourvus d'un noyau sphérique volumineux ; les cellules sont polygonales dans la couche suivante, puis elles deviennent applaties jusqu'au stratum granulosum. Cet applatissement prononcé des cellules s'explique aisément par la pression centrifuge liée à l'accumulation des cellules cornées dans l'intérieur de la formation kystique. Malgré cette déformation mécanique, les contours dentelés des cellules et même leurs filaments protoplastiques demeurent visibles (obj. homogène 1/12). Au delà se rencontrent les 3-4 couches de cellules à éléidine sous forme de granulations rouge foncé (picro-carminate). Enfin, tout à fait interne, apparaît le revêtement corné extrêmement épais, il se confond avec le contenu du kyste.

En aucun point de la tumeur, nous n'avons trouvé de doublure conjonctive ; ce fait joint à la constatation de cellules cylindriques à la périphérie de la tumeur indique que, dans l'énucléation, les parois du kyste se sont clivées probablement au niveau de l'union du derme avec l'épithélium. Mais rien ne démontre l'existence d'une couche dermique proprement dite.

Nulle part il n'existe trace, ni indice de digitations épithéliales répondant à des espaces interpapillaires.

En résumé, cependant, cette structure est copiée, pour ainsi dire, sur celle de l'épithélium cutané, et en ce sens le nom de kyste dermoïde ou mieux de *kyste épidermique* convient à la tumeur, mais la pathogénie, en dernière analyse, reste indéterminée.

M. le docteur Toison s'est demandé s'il faut voir, dans ce cas, un fait de greffe accidentelle, où des cellules épithéliales refoulées par le traumatisme prennent racine dans les tissus profonds, continuent à se développer en tumeur ou provoquent par leur présence une formation épithéliale. Les expériences et les travaux de MM. les prof. Masse (1) et Gross donnent à cette hypothèse une certaine réalité, et permettent ainsi de concevoir le mécanisme de l'inclusion. M. le docteur Nicaise a même soutenu le développement considérable d'un kyste autour d'un fragment minime de peau incluse (2). Mais dans le cas actuel aucun traumatisme n'a été noté. D'un autre côté,

---

(1) Masse. *De l'origine des kystes dermoïdes.... Bull. gén. de thérap. méd.-chir.*, 30 avril 1885, p. 387 et suiv.

(2) Note sur la pathogénie des kystes dermoïdes. *Ass. française pour l'avancement des Sciences.* Congrès de Rouen, 1883.

Lebert (1), par son « *Hétérotopie plastique* » exprime seulement le fait de tissus anormalement situés, sans l'expliquer d'ailleurs en aucune façon. La théorie de l'inclusion n'apporte aussi avec elle que des preuves de haute vraisemblance, aussi ne convient-il en aucune façon de s'étendre sur une pathogénie encore aussi obscure.

Le kyste enlevé par M. Heydenreich a été l'objet d'un examen histologique fait par M. Baraban (de Nancy). Dans la paroi kystique proprement dite, la structure de la peau fut caractérisée en même temps que la prolifération de la couche cornée, sans aucun vestige de glandes, ni de corps papillaire. Dans la paroi de la cavité développée secondairement, il existe du tissu conjonctif enflammé. Le contenu est composé de nombreuses cellules épithéliales lamellaires, de rares cristaux de cholestérine et d'un petit nombre de globules blancs ; mais il n'y a ni poils ni globules graisseux.

Notre observation n'est donc pas la seule qui ait permis cette étude histologique.

Il en a été de même du kyste opéré par M. Polaillon.

M. Muron a montré à la *Société anatomique* de Paris un kyste dermoïde de la face palmaire de la main, enlevé par M. Trélat à l'hôpital St-Louis. Ce kyste, développé chez un homme de 40 ans, datait de six à sept ans. *Il contenait un liquide puriforme*, et ses parois formées de lamelles superposées le font ressembler à la tumeur perlée, et sont constituées par des cellules épithéliales aplaties entremêlées de tissu conjonctif. (2)

L'apparence puriforme était peut-être ici le résultat d'une inflammation du kyste lui-même ou des parties circonvoisines.

La poussée inflammatoire périkystique peut être attribuée au

---

(1) *Comptes rendus de la Société de Biologie*, 1852. — Voir sur cette question le Mémoire de M. Verneuil, *Archives de médecine*, 1855.

(2) *Bull. de la Soc. anatomique de Paris*, XLIIIe année, 1868. Paris 1874, 2e série, XIII, 589.

travail professionnel. C'est elle qui a deux fois déterminé notre forgeron, comme il est arrivé pour le malade de M. le Dr Desprès.

Un garçon marchand de vin, âgé de 17 ans, se présente à la Charité pour une tumeur, qui siège depuis deux ans à la face palmaire de la phalange moyenne de l'index droit. On incise à la consultation externe : il sort une grosse goutte de pus. — Huit jours après, une ponction est faite dans la tumeur, encore grosse comme une noisette : une matière blanchâtre, rubanée, s'échappe entre les lèvres de l'incision. M. le Dr Desprès énuclée la poche contenant cette matière. (1)

Nous n'hésitons pas à attribuer à l'influence professionnelle une poussée inflammatoire, qui reconnaît pour cause une série de violences répétées. Il nous semble plus difficile d'admettre qu'une profession manuelle puisse être la seule cause du développement du kyste. Que le malade rapporte son mal aux rudes travaux qu'il a été obligé de subir, cette affirmation ne saurait suffire à nous convaincre. Il n'est nullement prouvé que le travail professionnel puisse être la vraie et seule *cause* du développement d'un kyste dermoïde. M. le Dr Lalitte émet une idée ingénieuse en rappelant l'exagération professionnelle des productions cornées superficielles, (cors, durillons, etc.); il lui semble permis de supposer qu'un lambeau de peau, intercalé au milieu des tissus sous-cutanés, subisse la même influence et se mette à végéter :— observons simplement que la démonstration n'en est pas faite.

Le même auteur remarque cette circonstance, que les sujets de ses cinq premières observations étaient au commencement de l'âge adulte. A cet âge, la peau subit une sorte de poussée... C'est aussi une époque où les kystes dermoïdes de la queue du sourcil commencent assez souvent à s'accroître. Il y a, selon

---

(1) Gibier. *Soc. anat.*, 18 nov. 1881. — *Progrès méd.*, 1882, 485.

l'expression de M. le Dr Lalitte, un état d'activité plus grande de la peau, une véritable *prédisposition* à une irritation de cet organe.

Au point de vue professionnel, nous trouvons dans le kyste une cause de gêne continuelle et nous comprenons sans peine qu'une inflammation résulte des incessantes irritations déterminées par le travail. Cela seulement nous paraît incontestable.

Le côté étiologique de la question a été aussi étudié (p. 38 à 42) par M. le Dr Lalitte, qui discute les trois hypothèses : de l'hétérotopie plastique (Lebert), de l'inclusion traumatique (Masse, de Bordeaux ; Gross, de Nancy ; Poulet, du Val-de-Grâce) et de l'inclusion embryonnaire d'un lambeau de peau. — Avec Broca, M. Heurtaux, de Nantes, et M. Heydenreich, de Nancy, M. Lalitte adopte cette troisième hypothèse.

De notre temps, où l'élément traumatique est parfois admis, sans être parfaitement constaté, absolument prouvé,—il n'est pas mauvais de remarquer l'absence de *cause véritablement vulnérante.*

Le travail professionnel *n'est donc pas une cause* proprement dite des kystes dermoïdes des doigts. Chez un sujet prédisposé, il peut être l'occasion du développement de la tumeur. Chez un sujet déjà porteur d'un kyste dermoïde du doigt, il peut déterminer l'inflammation de ce kyste. En aucun cas, il ne peut y avoir *assimilation complète avec une* BLESSURE *contractée par le fait d'un travail professionnel.*

Cette opinion, exprimée de vive voix, à plusieurs reprises, depuis notre travail publié en juillet 1885, en collaboration avec M. le Dr Toison, cette opinion est absolument contraire à celle qui a été proposée, le 2 juin 1886, par M. le Dr Poulet, prof. agrégé au Val-de-Grâce, dans sa communication à la *Société de Chirurgie* « sur les kystes dermoïdes acquis. »

A côté des kystes dermoïdes congénitaux, dit l'auteur, il faut réserver une *petite* place aux kystes par inclusions traumatiques, sortes de greffes accidentelles, dont l'étude n'est pas dénuée d'intérêt. Toute son argumentation a pour base l'observation suivante, que nous tenons à reproduire, à cause de son importance, bien que le siège du kyste soit à la paume de la main, et non pas au doigt. (1).

Au mois de novembre 1885, X..., cavalier de remonte, entre à l'hôpital du Val-de-Grâce pour une affection vénérienne.

Pendant son séjour dans notre service, ce malade attira notre attention sur une petite tumeur qu'il portait au centre de la paume de la main droite, exactement sur le trajet de l'arcade palmaire superficielle, c'est-à-dire à un demi-centimètre au-dessus d'une ligne horizontale correspondant au sommet du premier espace interdigital. La tumeur, grosse comme une noisette, arrondie, saillante, soulève la peau ; elle est ferme, élastique, rénitente, sans battements ; peu mobile, elle paraît adhérente d'une part à la peau, d'autre part à l'aponévrose, mais elle est indépendante des tendons et de la gaîne des fléchisseurs. A son niveau, la peau rosée présente une petite tache lisse, comme une petite cicatrice. Le malade raconte qu'il y a un an environ qu'il s'est enfoncé un clou dans la paume de la main en tombant sur une planche ; cet accident n'a eu aucune suite sérieuse, et la petite plaie a guérie simplement. Au bout de quelques mois, il a vu apparaître au niveau de la cicatrice une tumeur indolore qui a acquis insensiblement la grosseur d'un petite olive.

Au premier abord, le diagnostic de cette production présentait quelque difficulté ; mais, en procédant par exclusion, nous fûmes amenés à l'idée d'un kyste développé dans une glande sudoripare ou d'un kyste dermoïde acquis. Le siège de la tumeur, ses relations avec le traumatisme, nous firent penser qu'il s'agissait plutôt d'un kyste dermoïde. Tel était aussi l'avis des aides-majors stagiaires du service ; plusieurs avaient observé des faits analogues à Nancy, et l'un d'entre eux avait, quelques mois auparavant, publié une thèse *sur les kystes dermoides des doigts*. (Lalitte, *Thèse de Nancy*, 1885).

Cédant aux instances de ce militaire, gêné par la position désagréable de la grosseur et par les douleurs, je me décidai à en faire l'extirpation.

---

(1) *Bulletins et mémoires de la Société de Chirurgie de Paris*, juillet 1886, p. 460.

L'opération fut exécutée par M. Larin, médecin aide-major stagiaire. La tumeur fut circonscrite par deux petites incisions curvilignes et disséquée. En arrivant sur l'aponévrose, le bistouri entama la poche, et il en sortit un peu de matière sébacée, onctueuse, épaisse, blanc jaunâtre. Après l'ablation, on put constater que la matière sortait par pression d'un petit prolongement sous-aponévrotique. Il devait exister deux poches superposées, la profonde plus petite que l'autre. Après avoir gratté ce pertuis, lavé la plaie avec la solution phéniquée forte, on appliqua deux points de suture et un pansement iodoformé. Les suites de l'opération furent des plus simples, et la guérison se fit rapidement sans suppuration. Pas de récidive.

Examen de la tumeur. — En incisant le kyste, on le trouve rempli par une matière sébacée pâteuse, qui occupe les parties centrales; des lamelles superposées comme les bulbes d'oignon tapissent la paroi du kyste. Un examen immédiat permet de reconnaître que la matière pâteuse était constituée exclusivement par des cellules d'épiderme typiques.

Un examen histologique ultérieur de la cavité nous a démontré qu'il s'agissait bien réellement d'un kyste dermoïde acquis. Les coupes que je vous présente comprennent à la fois la peau qui recouvre la tumeur et la poche kystique.

En allant de dehors en dedans, on distingue dans la membrane kystique trois couches :

1° Une couche conjonctive feutrée, contenant peu de vaisseaux et pas de glandes sudoripares, colorée en rose ; elle est assez épaisse et uniforme ;

2° Une couche plus mince, colorée en rouge brun, qui rappelle immédiatement la disposition du corps muqueux de Malpighi ; on y reconnaît quatre ou cinq rangées de cellules épithélioïdes crénelées, dont les plus profondes sont remplies de granulations d'éléidine.

Cette couche a une épaisseur à peu près uniforme, beaucoup moindre que celle de la peau normale ; elle existe partout, forme un cercle uni, sans les festons que l'on retrouve sur la peau normale. En deux points, ce corps muqueux présente des éperons saillants à l'intérieur de la poche ;

3° Enfin, la zone la plus interne, de beaucoup la plus épaisse, est constituée par une couche de cellules épidermiques cornées, tassées, assez mal colorées en jaune par le picro-carmin. Les stratifications formées par ces lamelles rappellent celles de l'épiderme normal.

La peau qui recouvre la tumeur est complètement indépendante du kyste ; ses glandes sudoripares, situées sur les parties latérales du kyste, viennent s'ouvrir à la surface par l'intermédiaire de tubes excréteurs très longs.

Il n'y a pas de cicatrice proprement dite.

Une étude attentive des faits, encore peu nombreux dans la littérature médicale, a conduit M. le Dr Poulet à séparer complètement, avec M. le prof. Gross, les tumeurs perlées probablement congénitales, indépendantes d'un traumatisme, d'avec les kystes dermoïdes acquis. Pour lui, une observation plus attentive pourra faire reconnaître l'origine traumatique de la plupart de ces kystes.

Il rappelle que, d'après M. le Dr Polaillon, « les pressions continuelles, comme celles que subissent les doigts dans l'exercice des professions manuelles, semblent avoir une influence manifeste sur le développement » de ces kystes. Mais cette influence n'implique pas l'*origine traumatique* (1).

Autre est l'influence des professions manuelles sur les *poussées inflammatoires* : celle-là nous paraît incontestable. Autre est l'influence des professions manuelles sur le développement des kystes dermoïdes : celle-ci peut être l'un des nombreux facteurs qui contribuent, chacun pour sa part, au développement ; mais, parmi ces éléments multiples, l'influence de l'âge nous paraît beaucoup plus importante : au commencement de l'âge adulte, la peau subit une poussée physiologique très judicieusement indiquée par M. le Dr Lalitte. Tout au plus peut-on attribuer une part accessoire à l'influence des professions manuelles sur le *développement* des kystes dermoïdes des doigts.

---

(1) *Chirurgie du Doigt* p. 169.

Parmi les arguments dont il appuie son raisonnement, M. le Dr Poulet note **qu'assez** souvent il s'agit d'ouvriers, d'ajusteurs, de mécaniciens, d'un tailleur. Ajoutons deux forgerons, un garçon marchand de vin : il y a probablement bien d'autres professions manuelles. C'est un motif pour maintenir sur ce point l'attention des chirurgiens, appelée bien à propos par M. le Dr Poulet ; mais il faut reconnaître que les faits sont encore trop peu nombreux pour considérer la question comme jugée, et surtout pour appuyer l'*origine traumatique* des kystes dermoïdes.

L'argument tiré des kystes, ou tumeurs perlées de l'iris, peut être intéressant au point de vue de la nature traumatique de l'affection ; mais il faut reconnaître que l'iris et les doigts ne sont pas suffisamment comparables.

D'ailleurs, pour l'iris, il s'agit bien de greffes *épidermiques*, ainsi que le rappelle M. le Dr Poulet, p. 463, tandis que, pour les kystes des doigts et de la main, la présence de la couche dermique de Malpighi a été maintes fois constatée dans la paroi de ces cavités. Par là encore les tumeurs perlées de l'iris et les kystes dermoïdes des doigts ne sont pas suffisamment comparables.

Enfin l'inclusion d'un fragment d'épiderme dans les couches sous-cutanées de la paume de la main n'est plus un fait inconnu.

Nous avons observé un phlegmon circonscrit de la paume de la main, dont la cause n'avait pu être déterminée. L'ayant ouvert, nous en avons *immédiatement* retiré un *fragment d'épiderme* très épais, très blanc comme après une macération prolongée, enroulé sur lui-même dans le sens longitudinal, et dont l'étendue de surface était d'un et demi à deux centimètres carrés.

Le patient fut très étonné de notre affirmation relativement à l'impossibilité du développement spontané de ce corps étranger.

Interrogé sur une *longue cicatrice* distante de 15 millim. de la plaie chirurgicale que nous venions de pratiquer, il se ressouvint, alors seulement, d'une *plaie déterminée par un tesson de bouteille* et dont la date, qu'il ne put préciser, remontait à *plus de quinze ans*. La cavité phlegmoneuse, explorée aussitôt, ne permit de trouver aucun débris de verre.

Le pansement de Lister fut appliqué et la guérison obtenue quelques jours plus tard, sans aucun incident notable.

L'examen au microscope confirma ensuite la nature épithéliale du fragment qui avait causé ce phlegmon (1).

Pareille intervention est vraisemblablement advenue à bien d'autres chirurgiens, qui n'y ont pas pris garde, l'ont à peine remarquée et ont dédaigné de signaler un aussi minime détail (2).

Si cependant un chercheur avait souhaité qu'un accident réalisât, en quelque sorte, une expérience, sur l'homme, dans des conditions comparables à celles des petites tumeurs perlées de l'iris d'origine traumatique, il faut reconnaître qu'il aurait été singulièrement favorisé par les circonstances. C'est bien l'*épiderme* qui est seul en cause, et *non le derme*. C'est bien du pus phlegmoneux qui seul est évacué du foyer simplement ponctionné. L'antisepsie a été bien assurée, puisque la tolérance a persisté pendant plus de quinze ans. L'inclusion a été bien complète, puisque personne n'en avait soupçonné l'existence à la date de l'accident de bouteille. Enfin il n'est pas jusqu'à l'âge et à la profession du sujet qui ne viennent compter parmi les éléments d'une bonne comparaison. Bien que l'observation ne signale pas ces détails, le sujet, actuellement devenu maître charpentier-menuisier, faisait à cette époque tout son travail par lui-même. Agé de 33 ans à la date de l'observation, il avait environ 18 ans à l'époque de l'accident, qui a fait la greffe épidermique.

Il est donc certain que ce fait vient absolument à l'encontre

---

(1) *Pratique chirurgicale des établissements industriels.* Paris et Lille. 1884. Note de la page 63.

(2) Nous-même ne l'avons relaté que pour justifier un précepte, sur lequel nous avons l'habitude d'insister auprès des internes de la *maison de secours pour les blessés de l'industrie.*

de l'opinion proposée par M. le Dr Poulet, au sujet de l'*origine* traumatique des kystes dermoïdes des doigts, et du *développement* de ces kystes après l'inclusion d'un fragment *épidermique* dans la paume de la main ou des doigts.

Moins que personne nous contesterons la possibilité de l'inclusion d'un fragment de peau entraîné par l'instrument vulnérant, lorsqu'une plaie pénétrante vient à être déterminée par un morceau de bois, par un clou en fer ou en cuivre. Les recherches faites, sur le cadavre, par M. le Dr Poulet, avec un clou planté dans une planche, concordent remarquablement avec nos observations des accidents de l'Industrie, spécialement auprès des mouleurs en cuivre et des manœuvres qui les servent (1).

L'élimination d'un fragment d'épiderme inclus dans ces circonstances est loin d'être rare ; elle se fait tardivement ; mais sa fréquence relative, bien connue par les chirurgiens d'usines, contraste véritablement avec la rareté absolue des kystes dermoïdes de la main et des doigts, même chez les ouvriers.

Un autre argument, présenté par M. le Dr Poulet, à l'appui de son opinion à ce sujet, est tiré d'une expérience faite par M. le prof. Masse (de Bordeaux), en confirmation du mémoire publié en 1884 par M. le prof. Gross (de Nancy). « En greffant, dans la peau de rats blancs, des lambeaux de peau de jeunes rats qui venaient de naître, j'ai obtenu, dit M. Masse, de véritables tumeurs perlées sous-cutanées, qui se formaient par inclusion (2). »

Cette expérience est incontestablement aussi importante

---

(1) Les maréchaux-ferrants, les couvreurs en ardoise et bien d'autres sont atteints de plaies analogues ; mais celles-ci siègent presque toujours au genou, quelquefois au pied. Nous n'en avons pas observé à la main.

(2) De l'origine des kystes dermoïdes ; formation de certaines tumeurs par transplantations organiques. *Congrès français de chirurgie*. 1re session. Paris, 1886, p. 513.

qu'intéressante ; mais il ne faut pas en tirer de conclusions forcées. Et il y a loin des conditions de vitalité et de prolifération d'un lambeau de peau d'un jeune rat qui vient de naître, lambeau que l'on greffe dans la peau d'un rat blanc (ce sont là des circonstances de laboratoire),— et les conditions de vitalité et de prolifération d'un lambeau de peau d'ouvrier, qu'un instrument vulnérant vient à entraîner dans la profondeur des tissus (ce sont là des circonstances de clinique).

Il est donc juste de le remarquer : si l'on ne force pas l'analogie, on ne basera pas non plus sur cet argument l'origine traumatique des kystes dermoïdes des doigts.

Nous en dirons autant des expériences de Kaufman (1).

« Il circonscrit, par deux incisions, sur la crête d'un coq, un lambeau elliptique, en le laissant adhérer par sa face profonde. Puis il rapproche les extrémités de ce lambeau et les suture de façon à emprisonner un petit sac dermique. Les lèvres de l'incision ovalaire sont ensuite suturées par dessus ce petit sac. L'auteur donne à cette opération le nom barbare d'encatarraphie, et il a pu ainsi reproduire de toutes pièces des kystes dermoïdes acquis. »

En raison de la grande différence qui distingue la crête d'un coq d'une part, la main d'un ouvrier d'autre part, nous dirons donc que la démonstration n'est pas suffisante.

Ce n'est pas à dire que l'origine traumatique des kystes dermoïdes des doigts ne puisse être établie et que leur développement ne puisse être favorisé par les fatigues des professions manuelles : la question soulevée par un chirurgien de mérite devant la *Société de Chirurgie* est très digne d'intérêt, mais elle n'est pas encore résolue.

La relation de l'observation de M. Gibier (p. 10) laisse entendre que l'issue de la matière sébacée fut une surprise. On ne saurait d'ailleurs s'en étonner.

---

1) *Archives de Virchow.* XCVII. 236. Cf. Poulet, *loco cit..* 468.

Le diagnostic « kyste dermoïde du doigt » a parfois été affirmé trop légèrement. C'est du moins l'opinion de M. le docteur Lalitte, à propos d'un sapeur, âgé de 23 ans, qui portait de petites tumeurs latéro-dorsales aux quatre derniers doigts de la main droite.

« M. Rizet, qui, en 1881, les cite comme kystes dermoïdes, en 1866 diagnostiqua simplement tumeurs enkystées, et ne voulut pas les extirper à cause du voisinage de l'articulation, ajoutant qu'un effort subit pouvait les faire éclater et amener ainsi leur guérison (1).

C'eût été, certes, illusoire, s'il s'était agi réellement de kystes dermoïdes. Nous croyons plutôt, ajoute M. Lalitte, que c'étaient des kystes synoviaux. » (Thèse *Nancy* p. 5).

Les kystes sébacés sont hors de cause. Ils ne peuvent pas exister à la face palmaire des doigts, car dans cette région il n'existe pas de glandes sébacées. (Lalitte, 47).

On pourra cependant les confondre avec les *tumeurs perlées*, qui d'ailleurs sont extrêmement rares et consécutives à une piqûre. Celles-ci sont solides, ordinairement très dures avec un ramollissement central et une paroi très épaisse. L'*étude histologique* est parfois nécessaire pour faire la distinction. (Lalitte, 49).

Un kyste synovial, développé dans un follicule, puis devenu indépendant, qu'il soit tendineux ou articulaire, se distingue toujours assez aisément : il est indépendant de la peau, *adhère aux couches profondes* et se déplace par les mouvements des tendons. Et la ponction exploratrice peut établir la nature visqueuse ou gélatineuse du contenu.

Le diagnostic du kyste dermoïde du doigt n'est cependant pas sans difficulté. Alors même que cette surprise peut-être, si non prévue, du moins vraisemblable, l'erreur est encore facile et M. le Dr P. Gillette l'a bien prouvé devant la *Société de médecine de Paris (Gaz. des hop.* 1875. 854. 855.)

---

(1) Rizet. Tumeurs des doigts. *Arch. de Méd.* 1866. *II.* 615.

Dans le service de M. E. Cruveilhier, à l'hôpital St-Louis, une fille de 20 ans environ, présente une tumeur de la face palmaire de la phalange moyenne de l'index gauche. Indolente, saillante, sans changement de couleur à la peau, très mobile latéralement, cette tumeur est prise par le chef de service pour un petit fibrôme sous cutané. Malgré une *dureté extrêmement grande* et en raison d'une certaine élasticité ou rénitence par la pression en deux points opposés, M. P. Gillette, tout en hésitant, pencha vers l'idée d'un kyste. Au second coup de bistouri, on vit sortir de la matière mélicérique.

Dans le service de M. B. Anger, à St-Antoine, une fille de 14 ans présente depuis près de 2 mois, une tumeur à la base de l'annulaire. Allongée, aplatie sous la peau, grosse comme un haricot, mobile latéralement, cette tumeur est surtout remarquable par sa *consistance extrêmement dure.* M. P. Gillette, crut qu'il pouvait avoir affaire à un kyste. La *consistance extrêmement dure* le faisait toutefois pencher vers le fibrôme. Mais la douleur à la pression, ou plutôt le fourmillement irradié dans le département du cubital, lui donna l'idée du névrôme ou du tubercule sous cutané douloureux. Une ouverture étroite fit échapper une substance jaunâtre gélatiniforme : Un enduit de collodion et une compression ouatée assurèrent la guérison sans complication.

M. le Dʳ Kirmisson éprouva la même surprise, bien qu'il se fut placé dans les meilleures conditions pour assurer le diagnostic.

Un homme de 50 ans porte, sur la phalangine du médius gauche, une petite tumeur palmaire adhérente à la peau, mobile sur les parties profondes, très sensible à la pression et non transparente. « Je pensai qu'il s'agissait d'un fibrôme. »

Le 8 août 1884 fut faite l'extirpation : tube de caoutchouc maintenu à la base du doigt à l'aide d'une pince hémostatique ; incision cruciale, dissection de la tumeur, en ménageant la paroi kystique d'une part, la gaîne des fléchisseurs d'autre part ; ligature des artères collatérales ; pas de suture ; pansement de Lister. Le sujet, revu une seule fois, allait bien.

L'étude histologique, faite par M. Valude, interne, a montré une paroi formée de cellules épidermiques cornées et tassées en un tissu compact, entourée au dehors d'un corps muqueux de Malpighi doublé d'un substratum de tissu conjonctif vasculaire et d'une couche de tissu fibreux épais et dense, qui forme à la tumeur une capsule résistante (1).

Parmi les éléments accessoires qui contribuent au diagnostic, on peut signaler d'abord la coïncidence des tumeurs de même nature dans d'autres régions du corps. M. Lalitte l'a indiqué (p. 37) dans un quart des cas réunis de sa thèse et il se demande s'il ne s'agit pas d'une prédisposition originelle pour les kystes dermoïdes, comme on le constate quelquefois pour les loupes du cuir chevelu.

La durée de la période de développement n'est pas intéressante; elle varie de 10 mois à 2 ans 1/2. (Lalitte, 44).

A l'inspection, la tumeur n'est jamais transparente ; elle peut avoir un aspect nacré (Rizet) ou bien prendre l'apparence d'un abcès. (P. Gibier).

A la palpation, on trouve une surface lisse, régulière, arrondie, sans bosselures, ni dépressions, — une configuration sphérique ou ovoïde, — une consistance dure, rénitente, sans fluctuation, et même sans élasticité. — Par le même moyen, on constate l'*adhérence à la peau* et l'indépendance d'avec les parties profondes, sur lesquelles la tumeur se déplace facilement dans le sens transversal.

Les mouvements des tendons sont d'ailleurs sans influence, non plus que les diverses positions que l'on donne au doigt.

Il n'y a pas de retentissement ganglionnaire, ce qui met hors de cause les carcinômes et autres tumeurs malignes, déjà caractérisées par les douleurs spontanées. Le symptôme fonctionnel, qui s'impose à l'attention de l'ouvrier, c'est la gêne dans les mouvements des doigts. L'ouvrier ne peut plus main-

---

(1) Lalitte, *thèse Nancy.* pp. 16-17.

tenir solidement l'objet qu'il saisit. (Lalitte, 46). Il perd surtout une partie de sa dextérité.

Cette série de symptômes est si délicate à apprécier, que la ponction exploratrice se présente, ou plutôt s'impose à l'esprit du chirurgien. Mais cet élément de diagnostic se heurte à deux difficultés dans la pratique. M. le Dr Lalitte reconnaît d'abord qu'on ne peut rien conclure d'un résultat négatif; car le contenu, parfois très épais, peut ne pas sortir par un trocart, même de gros calibre (p. 46). Il est ensuite un fait certain, c'est que l'ouvrier, *simplement incommodé* pour l'exercice de sa profession, se résout sans hésiter à une intervention qui doit le débarrasser de son *incommodité*; mais il se refuse (à Lille du moins) à une exploration, qui peut avoir pour conséquence une gêne plus grande dans son travail (1).

Aussi ne saurons-nous admettre « en pratique » la ponction exploratrice, qui pourrait toujours faire éviter la confusion entre un *fibrôme* et un kyste, dont la dureté est quelquefois considérable. (p. 48).

Il en est de même des *lipômes.*

Il sera déjà difficile de distinguer un *adénôme sudoripare*, qui forme sous la peau un petit kyste, souvent assez dur.

Les *ostéomes* et *enchondrômes* sont suffisamment différenciés par leur immobilité sur les parties profondes.

Maisonneuve, en 1845, a fait une énucléation d'une grosse tumeur palmaire de l'auriculaire droit, pensant enlever une tumeur fibreuse. Après son ablation, il reconnut un kyste, d'où s'échappa un liquide onctueux, analogue d'aspect à du blanc d'œuf. (*Bulletin de thérap.* XXIX, 294). La disposition anatomique de la région : l'épaisseur de la peau, la multiplicité et la solidité des tractus fibreux, qui limitent les aréoles de la

---

(1) Si, la plupart du temps, nous n'avions pas affaire à des ouvriers gênés dans leur travail, nous pourrions dire que l'esthétique seule se trouve gravement intéressée. (Lalitte, 51).

couche graisseuse sous cutanée, sont autant d'éléments pour rendre difficile l'exploration de la région.

M. le Dr Lalitte apprécie vivement ces difficultés : il va jusqu'à reprocher à M. Rizet de baser son diagnostic uniquement sur les caractères cliniques de la tumeur. L'erreur est alors facile à commettre, observe-t-il (p. 6), surtout pendant la période « d'indolence absolue, de latence. » (p.43). Il est probable que son expression a dépassé sa pensée, lorsque le même auteur affirme, p. 46, que les symptômes du kyste dermoïde du doigt permettent de reconnaître l'existence de la tumeur *et d'en caractériser la nature*. Il est plus juste de retenir son avis, très judicieusemsnt exprimé p. 49. On ne peut pas s'appuyer sur des caractères nets et distincts et il est *très facile de faire une erreur de diagnostic*, qui du reste ne pourrait pas avoir de conséquence fâcheuse, car les tumeurs qui se distinguent le moins des kystes dermoïdes sont justement celles qui exigent le même traitement. L'examen histologique *seul* permet d'affirmer, *avec certitude*, la nature de la tumeur.

Les chirurgiens désireux de préciser absolument, doivent être avertis que les difficultés inhérentes à la région ne sont pas les seules : on peut encore se heurter à des types insolites des kystes dermoïdes.

Un auxiliaire du génie, âgé de 22 ans, présente depuis quelques mois une tumeur de la première phalange de l'index droit. Du volume et de la forme d'un pois, mobile, assez dure, ordinairement indolore; cette tumeur devient pénible dès que le travail professionnel se prolonge : elle augmente d'ailleurs de consistance et de dimension et atteint le volume d'une aveline et la dureté du cartilage sans modifier la peau. Ce soldat est envoyé à l'hôpital militaire de Versailles avec le diagnostic « *enchondrome de l'index* » et placé dans le service de M. le principal Rizet, qui reconnaît un *kyste dermoïde calcaire*. — Le 19 juin, après anesthésie locale par l'appareil de Richardson, il fait une incision longitudinale, sectionne les adhérences assez intimes avec la gaîne des fléchisseurs, après avoir agrandi l'incision primitive, et termine en réunissant la plaie par des bandelettes de diachylon. Le 23 la réunion s'est faite partiellement par première intention. Le 27 le soldat sort guéri. La tumeur était formée d'une poche résistante épaisse d'un demi millimètre et assez transparente Le contenu, pierreux, est marqué à sa surface de petites saillies avec de nombreuses dépressions. (1)

Relativement au pronostic, nous l'avons signalé plus haut, le premier fait que nous ayons observé est remarquable par la récidive. Mais il ne faut pas négliger le cas de M. Demay, qui a décrit une double récidive (2).

En 1874, un soldat reçoit un coup sur le dos de l'articulation phalangino-phalangettienne de l'index droit : du côté palmaire se forme une petite élevure noirâtre ; puis survient un petit corps dur, mobile et profond. M. le Dr de Ranse l'extirpe, malgré l'adhérence à l'insertion du tendon du fléchisseur profond. La tumeur, examinée au microscope, présente une couche externe conjonctive et une couche interne épithéliale avec des îlots de matière amorphe, granuleuse, contenant d'énormes noyaux.

Six mois plus tard, une petite induration s'est développée, mais n'est pas mobile sous la peau. M. de Ranse en fait l'énucléation aussi complète que possible et obtient la guérison au bout de quelques jours. Cette seconde tumeur est un vrai kyste. Sa paroi est formée d'un épithélium pavimenteux stratifié à cellules crénelées avec gros noyau, dont les plus extérieures rappellent celles de la face profonde du corps de Malpighi, tandis que les plus internes, dépourvues de noyau, sont en voie de transformation cornée. Le contenu du kyste est constitué de débris épithéliaux.

Le 8 juin 1877, M. le Dr Gillet de Grandmont observe, sur la phalangette de l'index, un petit noyau très douloureux au moindre frottement et déterminant des convulsions cloniques qui ne cèdent que quatre mois plus tard.

---

(1) *Gaz. des hôp.*, 1881, 757. M. le Dr Lalitte croit même ne pouvoir se prononcer sur la nature de ce néoplasme et il en donne une incontestable raison : l'examen microscopique n'a pas été fait. (P. 6).

(2) Dr Demay. — *Etude clinique et histologique de certaines tumeurs de la main.* Thèse Paris 1880, p. 73.

En octobre , la guérison est rapidement obtenue après destruction de cette nouvelle tumeur par la potasse caustique. (1).

M. Gillet de Grandmont considère cette seconde récidive comme un *tubercule douloureux* du doigt, verrue ou névrôme, développé au-dessus d'une récidive du kyste dermoïde ; il croit même que le tubercule douloureux aurait son point de départ dans la cicatrice et serait la conséquence des opérations pratiquées sur ce doigt. C'est là une considération pronostique, que nous ne pouvons passer sous silence.

La terminaison par ulcération de la peau et formation de fistule « intarissable » est considérée comme possible par M. Lalitte ; mais elle n'a pas été observée.

Il en est de même de l'ouverture du kyste dermoïde dans les synoviales tendineuses ou articulaires des doigts (p. 52).

De même encore des panaris , ostéites et synovites.

Passons rapidement en revue les notions acquises au point de vue du traitement.

M. le Dr Félix Rizet parait avoir été le plus expéditif : lui seul est arrivé à guérir son malade en deux jours.

Un lancier présenta en mars 1854 une tumeur de la face palmaire de la phalange unguéale de l'index gauche. Cette tumeur, assez saillante, mobile, demi-molle, d'un aspect nacré, existe depuis environ trois semaines. M. Rizet diagnostique un abcès probablement ossifluent. Une ponction donne issue à une matière semblable à du suif, onctueuse en certains endroits , montrant en d'autres des grains assez durs. L'incision fut agrandie, le kyste enlevé. En deux

---

(1) M. Demay a émis l'avis qu'il s'est agi dans ce cas d'un polyadénome ayant pris naissance dans les glandes sudoripares. M. Lalitte considère comme acquis que la première récidive était bien d'un kyste dermoïde. Nous partageons absolument son avis ; mais nous ne croyons pas pouvoir admettre que le premier kyste ait été incomplètement extirpé (pp. 12-52) et qu'il y ait eu *récidive par conti nuation*.

Jours, la plaie fut fermée et le malade, parfaitement guéri par la suite, ne ressentit rien de cette légère opération. (1)

On pourrait, d'après M. Ch. Lalitte, détruire la tumeur avec les caustiques physiques ou chimiques ; mais, pour qu'ils soient efficaces dans le cas particulier, ils devraient être appliqués largement. Ce serait provoquer des douleurs, des suppurations, peut-être même des synovites, que personne ne paraît avoir risquées. Il est incomparablement plus simple, plus rapide et plus certain de recourir à l'instrument tranchant.

Le même auteur signale le procédé de M. Legrand (*Soc. de Méd.*, 22 juillet 1850. Cf. Lalitte, p. 55) pour l'ablation des loupes : application linéaire et plusieurs fois répétée d'une solution concentrée de potasse ; puis énucléation de la tumeur avec des pinces. Une série de 32 cas de loupes ou tumeurs analogues sans un seul cas d'érysipèle est bien un argument ; mais il ne suffit pas pour abandonner le bistouri, qui est si familier à tous les chirurgiens, toujours plus expéditif, et, sous la réserve des précautions antiseptiques, tout aussi garanti contre les érysipèles et autres complications des plaies.

Le traitement pour ainsi dire classique est bien celui qui convient à tous les kystes dermoïdes : c'est l'ablation complète, par conséquent une simple incision, agrandie au besoin, puis une dissection soigneusement pratiquée dans la zône de tissu cellulaire plus ou moins lâche, plus ou moins fibreux, qui forme une sorte d'atmosphère autour de la poche.

Un forgeron, habitué à travailler de la main gauche, est incorporé dans la ligne. Il entre (à 22 ans) en 1870 à l'hôpital St-Martin, service de M. Leroy, pour une tumeur palmaire de l'auriculaire gauche et une autre tumeur du premier espace intermétacarpien : il signale

---

(1) *Bull. méd. du Nord*, juillet 1866, p. 194. M. le Dr Lalitte repousse l'ouverture simple de la poche, avec ou sans séton, l'écrasement, etc. Il n'accepte (p. 54) que les procédés de destruction *radicale* de la totalité du kyste.

au sujet de celle-ci l'ouverture d'un phlegmon de la main à l'âge de 19 ans ; il se souvient au niveau de celle-là une piqure en 1867. — La tumeur du doigt est du volume d'une noisette, sans changement de couleur, ni de consistance de la peau, sans adhérence à la peau, ni à la gaîne des fléchisseurs, d'une consistance rénitente en haut, cartilagineuse en bas. — Une ponction, faite au bistouri, laisse écouler une matière molle, caséeuse, d'un blanc jaunâtre ; une incision est prolongée sur toute la longueur : la poche est disséquée, enlevée et la plaie réunie à l'aide de bandelettes agglutinatives. (1)

M. Polaillon soumit son malade aux inhalations chloroformiques, fit une incision de quelques centimètres au niveau de la tumeur, — et, après une dissection difficile, enleva la poche en totalité, bien que son contenu ait fait irruption au dehors. — La plaie, suturée avec deux points de suture métallique, fut recouverte par un pansement de Lister et un bandage ouaté. — La guérison fut assurée après trois pansements, en quinze jours. (2)

Un homme, en traitement à l'hôpital militaire de Versailles, en mai 1881, dans le service de M. le principal Rizet, présente, sur l'annulaire droit, deux tumeurs, l'une dorsale, l'autre palmaire, développées depuis deux ans sans cause appréciable. La dorsale est molle, très mobile, et du volume d'un noyau de cerise. La palmaire, plus dure, s'étend sur la presque totalité de la phalange et elle est un tant soit peu plus douloureuse à la pression. — Après anesthésie locale à l'aide de l'appareil de Richardson, une incision est faite d'abord, puis une dissection, qui est facile, bien que minutieuse, pour chacune des deux tumeurs. — Le contenu blanc-jaunâtre est assez résistant, presque cartilagineux, il y a quelques indurations crétacées de la paroi (3). Les lèvres de la plaie sont réunies par des bandelettes agglutinatives. Six jours après, les deux plaies sont fermées. (*ibidem*).

---

(1) *Gaz. des hôp.*, 1881, 756.

(2) *Société de Médecine de Paris*, 28 juin 1884. *Union méd.*, 24 juillet 1884, p. 142.

(3) M. le Dr Lalitte fait des réserves sur le diagnostic dans ce cas particulier. « Cela ne suffit pas, dit-il, pour affirmer que ce sont des kystes dermoïdes. » (p. 5·)

Un ouvrier du génie voit se former à la suite de travaux de force, une ampoule suivie de sécrétion séreuse à la face palmaire de l'index droit. Sept mois plus tard, juillet 1881, se développe une tumeur assez gênante dans les manœuvres du fusil. Cette tumeur, du volume d'un gros haricot, est molle, donne une sensation de fausse fluctuation, est recouverte d'un épiderme épaissi, sans adhérence, ni changement de couleur à la peau (1). — L'ablation, pratiquée par M. le principal Rizet, est suivie d'une réunion par seconde intention en quelques jours (*ibidem*).

Dans le service de M. Heydenreich, à Nancy, un ajusteur de 36 ans présente, le 24 mars 1885, une tumeur palmaire de la phalange moyenne de l'index droit. Indolente pendant le repos, gênante, cuisante même pendant le maniement du marteau, cette tumeur est devenue, il y a deux mois, le point de départ d'une seconde tumeur. Celle-ci s'est développée plus rapidement que la première ; elle est sensible à la pression, tient le médius écarté de l'index : la main, devenue malhabile, en arrive à laisser glisser le manche du marteau. Longue de 2 cent., large d'un 1/2, épaisse de 1 cent., la tumeur est nettement circonscrite, résistante, élastique, adhérente à la peau, mobile sur les parties profondes, indépendante des tendons fléchisseurs. On sent un liquide épais, granuleux avec des particules solides en suspension ; et on le fait passer de l'un à l'autre des deux lobes, avec une sorte de crépitation, qui rappelle la collection synoviale à grains riziformes. Le diagnostic « *hysie dermoïde* » fut établi par M. Heydenreich.

Le 27 mars, après anesthésie générale et application de la bande d'Esmarch, le chirurgien fait une incision longitudinale, puis deux débridements transversaux qui facilitent la dissection. Les lambeaux sont ensuite réunis par quatre points de suture (pansement iodoformé). La réunion ne se fit pas par première intention ; mais la guérison est complète et les mouvements complètement libres le 20 mai.

(Obs. *résumée* d'après la rédaction de M. Etienne, interne des hôpitaux de Nancy. Cf. *th.* Lalitte).

---

(1) M. le Dr Lalitte conteste encore ici le diagnostie de M. Rizet. « Nous y reconnaîtrions plutôt une tumeur perlée » dit-il p. 6.

Pour conclure sur ce point, nous dirons que les kystes dermoïdes des doigts sont rares, — difficiles à diagnostiquer, —
capables de s'enflammer par le fait du travail manuel. —
Ajoutons que, pour éviter une rechûte, il faut, non pas se
borner à une ponction simple, mais bien faire la dissection
de la poche kystique ; — il est même bon, après cette dissection, de cautériser la paroi cavitaire antérieurement occu-
pée par le kyste.

M. le prof. Th. Annandale (1) a observé trois faits de ce
genre ; et il a toujours pratiqué l'extirpation complète du kyste

(1) Thomas Annandale. *The malformations, diseases and injuries of the
fingers and toes and their surgical treatement.* Edinburgh, 1865, p. 158.

KYSTES SEBACÉS.

On l'a vu plus haut, les kystes sébacés ne peuvent avoir leur point de départ sur la face palmaire des doigts, par cet excellent motif qu'il ne s'y trouve pas de glandes sébacées.

Mais on rencontre *sur les côtés* de la face palmaire des doigts des tumeurs sébacées, qui ne sont pas toujours reconnues ; le diagnostic de ces tumeurs est cependant facile : la tumeur, très ronde, mobile avec la peau, présente, non de la fluctuation, mais une dépressibilité caractéristique (1).

A cette opinion s'oppose celle de M. Polaillon, qui n'a trouvé aucun exemple de kyste sébacé sur les doigts. M. Blum a eu l'occasion d'en opérer un, gros comme une noix, chez un homme de 56 ans ; mais il occupait la face dorsale du premier espace intermétacarpien et non la région dactylienne (2).

Il est d'autant plus intéressant de faire connaître le fait suivant, observé dans le service de M. le professeur Richet et présenté successivement à la *Société anatomique* (3) et à la *Société clinique*, par M. Francis Villar.

---

(1) A. Nélaton, *Eléments de pathologie chirurgicale*, 2° édition. Paris, 1884. VI. 1048.

(2) Polaillon. *Chirurgie du doigt*. Paris, 1884, 170.

(3) 18 décembre 1885. Cf. *J. des soc. sc.* 20 janvier 1886. 22

D......... Alfred, âgé de 31 ans, menuisier, est entré le 11 décembre 1885, à l'Hôtel-Dieu, dans le service de M. le professeur Richet. Ce malade n'accuse aucun antécédent héréditaire et, si l'on excepte une rougeole légère qu'il contracta étant encore enfant, on ne trouve chez lui aucun antécédent pathologique personnel. En 1877, il eut la main gauche prise dans une machine, mais ce traumatisme fut suivi seulement de quelques plaies superficielles qui guérirent rapidement sans laisser la moindre trace. Ajoutons que, chez notre malade, le système pileux est très développé.

Il y a environ deux ans, par le plus grand des hasards, il constata la présence d'une petite tumeur siégeant à la racine du petit doigt de la main gauche et au niveau de la face palmaire. A cette époque, la tumeur avait le volume d'une tête d'épingle. Elle ne déterminait aucun trouble fonctionnel ; le malade pouvait fléchir et étendre son doigt comme par le passé ; elle n'était pas douloureuse.

Petit à petit, la tumeur augmente de volume ; en même temps le malade éprouvait le soir de petits élancements qui, partis de la tumeur, se propageaient le long du bord cubital de l'avant-bras. Il y a sept à huit mois, la tumeur avait acquis le volume d'une aveline. Le malade n'a jamais fait aucun traitement.

Le 11 décembre, il se décide à entrer à l'hôpital, et voici ce que l'on constate : On trouve deux petites tumeurs ; l'une, la première en date, au dire même du malade, est située sur la face palmaire de la racine de l'auriculaire et empiète sur le peloton adipeux métacarpo-phalangien correspondant ; elle est située plus près de la commissure que du bord interne de l'auriculaire. Elle offre le volume d'une aveline. L'autre plus petite, de forme allongée, semblant reliée à la précédente, peut être comparée à un petit haricot et siège dans cette partie de la commissure interdigitale qui répond à la face externe de l'auriculaire.

Ces tumeurs, de consistance élastique, sans transparence, mobiles sur les parties profondes, indolentes par elles-mêmes et un peu douloureuses seulement par la pression, ne déterminent aucune gêne fonctionnelle.

Disons, en terminant, que la peau est très épaissie au niveau de la portion palmaire de la tumeur : cet épaississement rentre dans la classe des indurations professionnelles ; notre malade est menuisier.

En présence de ces signes, le diagnostic était incertain.

Le 15 décembre, on procède à l'extirpation de la tumeur. Incision de 3 centimètres 1/2 ; dissection de la tumeur qui adhérait un peu à la gaîne des fléchisseurs. Pendant qu'on cherche à énucléer la tumeur, la pointe du bistouri pénètre dans son intérieur et l'on voit aussitôt sortir une matière épaisse, blanchâtre, présentant tous les caractères extérieurs de la matière sébacée qui s'échappe d'une loupe : Deux points de suture. Pansement au sublimé. Le malade quitte l'hôpital tout à fait guéri au bout de quatre jours.

La paroi du kyste a été examinée au Collège de France : on n'y a trouvé que du tissu conjonctif ; pas la moindre trace de cellules de revêtement, ce qui serait dû, paraît-il, à ce que la pièce a été examinée un peu trop tard et qu'elle a séjourné trop longtemps dans l'alcool.

S'agit-il d'un kyste dermoïde à contenu sébacé simple, ou bien d'un véritable kyste sébacé ?

L'absence de glandes sébacées à la face palmaire de la main et des doigts suffit pour rejeter la seconde hypothèse.

Néanmoins, étant donnée la situation de la tumeur qui siégeait en partie sur la face palmaire du doigt et en partie dans la commissure, peut-être pourrait-on supposer qu'elle a débuté sur les limites des faces dorsale et latérale du doigt pour gagner ensuite la face palmaire.

Ou peut être notre malade, plus favorisé que d'autres sous le rapport de la distribution des glandes sébacées, avait-il quelque lobule erratique !!

Quoi qu'il en soit, nous avons eu affaire à un kyste dactylien à contenu sébacé qui, selon toute probabilité, n'est autre qu'un kyste dermoïde (1).

Bien que cette observation soit tout à fait incomplète au

---

(1) La distinction entre le kyste dermoïde et le kyste sébacé, bien que très difficile en général, est cependant conservée à juste titre par les auteurs ; aussi convient-il de faire d'expresses réserves sur ce point de détail, que nous laissons à l'appréciation des critiques d'histologie ; puisqu'au point de vue pratique, la chirurgie n'a guère à se préoccuper de cette distinction.

point de vue histologique, il nous a paru intéressant de la publier parce que :

1º Cette variété de kyste à contenu sébacé est assez rare au niveau des doigts ; les premières observations datent d'une vingtaine d'années. (Muron et Rizet??).

2º Presque toujours, pour ne pas dire toujours, ces kystes ont été confondus avec d'autres tumeurs, des fibromes, par exemple. *Le plus souvent*, le diagnostic n'a été fait que *pendant ou après* l'opération, lorsqu'on s'est trouvé en présence de la matière sébacée. Il est donc utile *d'être prévenu* pour savoir faire des réserves, le cas échéant. (*La France médicale*, 15 avril 1886, p. 522).

KYSTES HYDATIQUES.

Sur un coiffeur âgé de 35 ans, M. le Dr Benj. Anger a enlevé à la face palmaire de la main, un kyste hydatique (1) contenant un liquide jaune citrin, une fausse membrane et un cysticer-que. Mais cette observation publiée avec beaucoup de soin et avec une bonne figure par M. Léopold Lafitte dans l'*Union médidale* du 27 mai 1869, p. 801, ne saurait être rangée parmi les faits de tumeurs des doigts.

Stanley a trouvé un cysticerque dans la première phalange de l'index (2).

C'est, observe M. Polaillon, le seul cas qui intéresse les phalanges, dans le relevé des 22 observations de kyste hydatique des os (3).

M. Lafitte l'observe judicieusement : il est fort difficile d'expliquer comment un ver cystique peut se développer dans un milieu soumis à tant de pressions et à des causes de destruction si variées. (p. 806).

---

(1) *Archives générales de médecine*, Paris, 1870.

(2) *Diseases of the Bones*. p. 189. — Cf. Poulet et Bousquet. *Tr. pathologie ext.* 1885. III-826.

(3) *Loco citato*, p. 170.

KYSTES SUDORIPARES

Les adénomes sudoripares sont plus difficiles à distinguer ; ils peuvent former sous la peau de petits kystes souvent assez durs ; à l'intérieur on trouve un liquide tenant en suspension des cellules épithéliales. Cependant un pédicule réunit la tumeur à la peau, mais il est très difficile de le sentir ; la structure de la paroi n'a pas l'aspect de la peau (1).

La connaissance des adénomes sudoripares est de date encore récente et, si l'on en peut juger par les faits observés au visage, au cou, au dos, on n'est pas fondé à ranger tous les adénomes sudoripares parmi les *kystes*. A côté d'une variété kystique, s'en trouvent deux autres, dont la consistance solide donne l'idée d'un épithélioma lobulé : ce sont l'hyper-trophie générale simple d'une part, — l'hypertrophie générale avec infiltration de cellules épidermiques d'autre part.

Quoi qu'il en soit, aucun kyste sudoripare n'ayant encore été observé au doigt, nous nous abstiendrons d'insister sur les analogies à ce point de vue.

Signalons toutefois l'opinion de M. le Dr Chavasse, qui pense qu'une petite tumeur perlée enlevée par lui, résultait de la prolifération de l'épithélium d'une glande sudoripare (2).

---

(1) Dr C.-J. Lalitte, p. 47-48.

(2) *Revue médicale de l'Est.* Janvier 1883. — Cf. Poulet, *Bull. et Mém. Société de Chirurgie*, 1886, p. 462.

www.ingramcontent.com/pod-product-compliance
Ingram Content Group UK Ltd.
Pitfield, Milton Keynes, MK11 3LW, UK
UKHW020102100726
13658UKWH00004B/1924